DE L'ÉPIDÉMIE

QUI A RÉGNÉ EN HOLLANDE

ET DANS LES PAYS VOISINS

EN 1826.

HISTOIRE MÉDICALE DES MARAIS.

DE L'ÉPIDÉMIE

QUI A RÉGNÉ
EN HOLLANDE ET DANS LES PAYS VOISINS,
EN 1826,

Par J.-C.-G. Fricke,

MEMBRE DU CONSEIL DE SANTÉ DE HAMBOURG,

TRADUIT DE L'ALLEMAND

Par J. B. Monfalcon, D. m. P.

MÉDECIN DE L'HOTEL-DIEU
INSPECTEUR DES EAUX MINÉRALES DE LYON ; MEMBRE DU CONSEIL DE SALUBRITÉ DU DÉPARTEMENT DU RHONE ;
DE L'ACADÉMIE ROYALE DE MÉDECINE ;
DES ACADÉMIES DES SCIENCES DE ROUEN, DIJON, ORLÉANS, NANCY ;
DES SOCIETÉS DE MÉDECINE DE BERLIN, LOUVAIN,
WURTZBOURG, ETC.

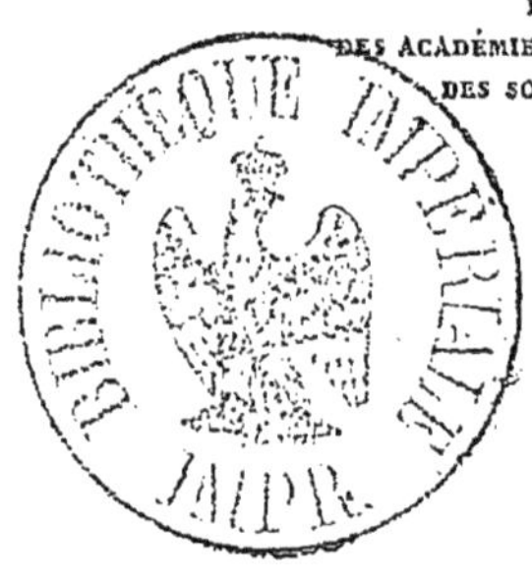

PARIS, 1828.

SUPPLÉMENT A L'ERRATA

DE L'HISTOIRE MÉDICALE DES MARAIS, PAGE 583.

Page 540, ligne 31, Sammlung. Observations, etc., *lisez* Sammlung von Beobachtungen, etc., recueil d'observations.
— 552, — 37, Berbindung, *lisez* Verbindung.
— ibid. — 38, ihr Jahrg, *lisez* ihr Jahr.
— 581, — 40, Sammlung cité, *lisez* Sammlung, ouvrage cité.

PRINCIPALES FAUTES TYPOGRAPHIQUES

DE LA NOTICE SUR L'ÉPIDÉMIE DE GRONINGUE.

Page 3, ligne 7, J. Ch. Montfalcon, *lisez* J. B. Monfalcon.
— — — 16, Zoëlants, *lisez* Roëlants.
— — — 22, supprimez la virgule après le mot *Reise*.
— — — 24, gehrschten, *lisez* geherrschten.
— — — 26, Hahemann's, *lisez* Hächmann's.
— — — 27, im Aiute, *lisez* im Amte
— — — 30, Backer, *lisez* Bakker; Hubbe et Rye, *lisez* Hübbe et Reye.

Cette notice n'a pas été imprimée sous les yeux du traducteur, elle a paru dans les numéros de mai et juin 1828 des Archives générales de Médecine.

Seiner Hochwohlgeboren

dem Herrn

Doktor Heyfelder,

Mitglied der medicinischen Gesellschaft zu Lyon, u. s. w.

Sie haben meinem Versuche üeber die Sümpfe, durch die Uebersetzung des selben ins Deutsche, eine Ehre gemacht, die er nicht verdiente, und die der brennende Durst, welcher die Aerzte ihrer Nation alle Werke, wo durch die Arzneilitteratur anderer Länder sich berreichert oder arm wird zu untersuchen bewegt, kaum erkläret. Schuldig bin ich, Ihnen, meine ersten Berichte mit dem Arzneideutschland, sowie die herrlichen Verhältnisse mit den gelehrten deutschen Aerzten; endlich, und es ist nicht das kleinste ihrer Rechte auf meine Dankbarkeit, ihre Briefe haben mir Gedanken eine Sprache zu lernen, eingegeben, welche mich in eine neue wissenschaftliche Welt eingeführt hat; und welche, ich hoffe es, mir, von den friedlichen Genüssen, durch das Studiren und die Ausbildung der trostreichen schönen Wissenschaften, die einzigen Güter welche die Unbeständigkeit der Glücksgöttinn und die Bosheit der Menschen nicht rauben können, einen Theil verschaffen wird.

Unter diesen Titeln, und als einen schwachen Beweis meiner Hochachtung, genehmigen Sie, wenn es Ihnen beliebt, die Ehrfurcht, welche diesen Uebersetzung gegen sie ausdrückt.

Zuneigungsvoll.

J. B. Monfalcon.

Seiner hochgelehrten

dem Herrn

Dokt. J. F. C. Hecker.

Professor der Heilkunde an der Universität zu Berlin,
u. s. w.

Dem würdigen Sohne eines wirklich berühmten Vaters,
Dem Verfasser der neuen Geschichte der Heilkunde,
Dem Herausgeber der litterarischen Annalen der gesammten Heilkunde;

unter diesen werthen Titeln,

Lieb den Freunden der Arzneiwissenschaften aller studirten Länder

widmet

diesen Versuch

verehrungsvoll

J. B. Monfalcon,
Mitarbeiter der litterarischen Annalen.

L'action des émanations marécageuses sur l'économie animale a été étudiée par plusieurs médecins du nord de l'Europe, par Sébastian entre autres, dont l'ouvrage fournira plusieurs notes intéressantes à la prochaine édition de l'Histoire des Marais (1). Quelque soin que j'aie apporté à donner une description fidèle et complète des fièvres qui naissent auprès des eaux stagnantes, et de la condition physique et morale des populations dont elles sont le fléau, il me reste à faire encore. Mon essai n'est pas à beaucoup près aussi parfait que je le voudrais, et plusieurs de ses parties attendent des réductions, des développemens, des rectifications; mais le sentiment de ses imperfections, quelque activité et la persévérance de mes recherches sur la manière d'être des fièvres intermittentes dans les pays d'étangs qui touchent au territoire de Lyon, me donneront, je l'espère, les moyens de faire mieux, et de mériter l'accueil encourageant que la seconde édition de l'Histoire médicale des Marais a obtenu de ses lecteurs.

L'influence pernicieuse des émanations marécageuses sur la santé de l'homme a contribué beaucoup

(1) Je joindrai à l'Histoire médicale des Marais une traduction de cet ouvrage de Lancisi : *De noxiis paludum effluviis, eorumque remediis, libri duo* (*Romæ*, 1716, 1717, in-4°).

au développement de l'épidémie qui désola la Hollande en 1826; elle a fait des fièvres intermittentes meurtrières dont Groningue et ses environs ont été le théâtre, un chapitre de l'Histoire médicale des Marais.

SUR UNE SECONDE ÉDITION

DU PRÉCIS

DE BIBLIOGRAPHIE MÉDICALE,

OU

Catalogue des Ouvrages de Médecine

les plus estimés,

ENTIÈREMENT REFONDU ET BEAUCOUP AUGMENTÉ.

Par J. B. Monfalcon,

MÉDECIN DE L'HOTEL-DIEU DE LYON.

Cette seconde édition différera de la première sous plusieurs rapports : les inexactitudes que trop de confiance dans quelques bibliographes avait introduites dans la première, seront corrigées avec soin ; la rectification de celles qui existeront dans la seconde, fera partie d'un supplément que le libraire-éditeur délivrera sans rétribution aux souscripteurs, quelle que soit son étendue. Le rédacteur invite les médecins qui se plaisent aux études bibliographiques, à rechercher soigneusement les fautes qu'il aura commises dans son nouveau travail ; il recevra avec reconnaissance tous les avis qu'ils voudront bien lui donner, et s'aidera avec empressement de leurs secours pour donner à son catalogue le seul mérite auquel une compilation bibliographique puisse prétendre, celui de l'exactitude. Une seule table, la chronologique, sera conservée, les autres feront partie du dictionnaire. Beaucoup d'additions seront faites ; trop de sévérité dans le choix des livres dont une bibliothèque de médecine doit être composée, a plus d'inconvéniens que d'avantages : il convient à peu de bibliographes de se charger de l'œuvre du temps et de se mettre à la place de la postérité. Cependant ces additions, quoique très nombreuses, augmenteront peu les dimensions du Précis de Bibliographie ; elles occuperont la place des notices sur des livres de luxe, et sur certains ouvrages rares et bizarres, ordinairement sans valeur scientifique, et dont un bibliographe ne peut guère parler que sur la foi d'autrui. Des médecins de l'Allemagne, de l'Angleterre et de l'Italie s'associeront au rédacteur du Précis de Bibliographie, pour représenter l'état actuel de la littérature dans ces pays. La bibliographie ne saurait être renfermée dans la liste des ouvrages des médecins d'une nation : elle est universelle; elle demande, pour être traitée avec quelque succès, non seulement les connoissances spéciales sur lesquelles elle est fondée, mais aussi l'intelligence des langues vivantes, et peut-être encore, pour la correction du texte et plus d'exactitude, la coopération de médecins qui appartiennent aux principales nations lettrées de l'Europe.

HISTOIRE MÉDICALE DES MARAIS, ouvrage couronné par la Société royale des Sciences d'Orléans, et par l'Académie des Sciences de Lyon; seconde édition, entièrement refondue, corrigée et augmentée, suivie des jugemens qui ont été portés sur elle. Paris, 1826-1827, 1 vol. in-8 de 583 pag.

IMPR. DE LOUIS PERRIN, A LYON.

DE L'ÉPIDÉMIE

QUI A RÉGNÉ EN HOLLANDE

ET DANS LES PAYS VOISINS

EN 1826 ;

PAR LE DOCTEUR J.-C.-G. FRICKE,

MEMBRE DU CONSEIL DE SANTÉ DE HAMBOURG (1) ;

TRADUIT DE L'ALLEMAND PAR J.-CH. MONTFALCON,

MÉDECIN DE L'HÔTEL-DIEU DE LYON.

(*Extrait des Archives générales de Médecine.*)

I. On apprit, au commencement des grandes chaleurs et sécheresses de l'été dernier (1826), qu'une multitude d'hommes tombaient malades dans plusieurs pays situés

---

(1) L'épidémie qui a régné en Hollande pendant l'été de l'année 1826, est le sujet de quelques ouvrages hollandais et allemands peu connus parmi nous. MM. Bakker, Jorristma, Zandick, Mulder et Zoëlants l'ont observée sur des points différens des côtes de la mer du Nord, portion de cet immense marais qui s'étend depuis Calais jusqu'au golfe de Finlande, dans la direction du sud-ouest au nord-est, et dans un espace de trente degrés en longitude. La description de l'épidémie de Groningue, qui se trouve dans la seconde édition de *l'Histoire médicale des marais*, 1827, page 529, a été faite d'après ces ouvrages et d'après quel-

vers la mer du Nord. Cette nouvelle fut bientôt suivie de rapports sur l'invasion, dans la ville de Groningue, d'une épidémie meurtrière. On sut en même temps que des maladies semblables à la maladie épidémique de Groningue, quoique moins destructives, régnaient dans d'autres contrées, et spécialement dans l'Ostfrise et dans la Hollande, mais on tarda long-temps à connaître leurs phénomènes et la forme qu'elles affectaient.

Voici quels étaient les symptômes de la maladie lorsqu'elle commença à paraître à Groningue : (juin et juillet 1826) ; une céphalalgie très-violente, située surtout dans la région frontale, de fortes nausées, des vomissemens fréquens de matières bilieuses et une diarrhée bilieuse extraordinaires se déclaraient sans avoir été précédés de phénomènes précurseurs. A ces symptômes succédait une fièvre avec fréquence du pouls sans dureté, semblable à

---

ques documens inédits; elle eût été plus complète, si j'avais eu connaissance, lorsque je l'ai rédigée, des intéressans rapports du docteur Fricke, publiés par ordre du Conseil de santé à Hambourg, qui avait donné à leur auteur l'honorable mission d'aller étudier la maladie sur les lieux ; voici le titre de ces rapports : *Bericht des herrn D.r J. C. G. Fricke, ueber seine reise' nach holland und den angraenzenden Gegenden, zur Erforschung der in den gedachten Gegenden in sommer und herbste dieses jahres gehrrschten krankheiten.* Hamburg, ende december 1826, in-8.° — *Zweiter Bericht, nebst herrn N. L. Haehmann's, Bemerkungen ueber die endemie im Amte Ritzebuettel, waehrend des sommers und herbsters* 1826. Hamburg, 1827, in-8.° — On trouve dans le second rapport un précis des recherches et observations faites sur la même épidémie, par MM. Backer, Mulder et Roëlants, Hubbe' et Rye'. Plusieurs Journaux de médecine allemands ont publié des notices plus ou moins complètes sur la même épidémie. *Voyez* les *Annales littéraires* de Hecker, juin 1827 ; le *Magasin général de Littérature médicale étrangère,* de Gerson et Julius ; le Journal d'Hufeland, etc., etc.

une fièvre continue à son début, mais bientôt rémittente, et accompagnée d'un prompt affaissement des forces et de la sensation d'une très-grande lassitude et d'une extrême faiblesse. Une tension dans la région précordiale, et une constriction légère à l'épigastre paraissaient à la même époque ; du reste, point d'autres phénomènes gastriques. La langue se montrait ordinairement dans son état naturel; point de mauvais goût à la bouche, mais une soif ardente, inextinguible, et une sensation de chaleur intérieure, quoique souvent la température extérieure fût froide. Ces symptômes persistaient pendant un temps plus ou moins long, cessaient en grande partie souvent complètement; le sentiment d'une grande faiblesse diminuait, et le malade se trouvait assez bien ; c'était alors la rémission de la fièvre, pendant laquelle toutefois on remarquait une légère contraction fébrile du pouls. Tous les symptômes énumérés se renouvellaient les jours suivans, plus violens qu'ils n'étaient la première fois; aussitôt se montraient les signes dès-lors manifestes d'une congestion cérébrale, avec léger délire. Les rémissions suivantes étaient fort peu sensibles. Cette exaspération de tous les symptômes sous forme de paroxysme fut très-évidente; elle se montra à son début sous le type quotidien, mais devint bientôt hémitritée. Deux accès avaient lieu en vingt-quatre heures, et dès-lors une apoplexie mortelle se déclarait avec le troisième accès, qui survenait ordinairement après un intervalle fort court. Un délire violent et un état soporeux, qui mettaient fin promptement à la vie des malades, terminaient cet accès mortel. La peau se colorait fréquemment en jaune peu d'instans avant la mort, et parut aussi de la sorte pendant le cours rapide de la maladie dans quelques cas particuliers, mais dans la plupart des cas le teint était plus pâle et livide.

On n'a pas observé que les affections prédominantes

d'organes spéciaux fussent des phénomènes constans. Au commencement de la maladie, la congestion du cerveau se montrait moindre en ce qu'elle avait lieu sous forme de paroxysme, mais ces symptômes ne subsistaient pas toujours. Les organes thorachiques étaient libres. Une irritation du foie parut au début des symptômes dans quelques cas; on remarqua dans le plus grand nombre une constriction dans les régions précordiale et épigastrique, mais point de douleur précise augmentée par la pression de la main, un peu de tension de l'abdomen chez la plupart des malades, mais seulement un peu de sensibilité de cette partie au toucher. La maladie se présenta individuellement avec les signes d'une irritation de l'estomac, comme aussi, dans quelques cas particuliers, avec ceux d'une affection de la rate, mais les symptômes de l'une et de l'autre étaient rares proportionnellement pendant les premiers temps de l'épidémie. Presque jamais d'état gastrique bien prononcé, mais souvent un léger état nerveux manifeste dès l'apparition de la maladie; aucun caractère inflammatoire dans l'urine, pâle au contraire ordinairement, et semblable à l'urine nerveuse (*urina spastica*), et chargée d'un sédiment briqueté qu'elle montrait long-temps lorsque l'emploi des remèdes convenables avait prévenu le retour des paroxysmes. L'exhalation cutanée était supprimée d'abord complètement, mais plus tard une faible transpiration paraissait à la fin de chaque paroxysme, et une sueur froide partielle avait lieu, surtout si l'accès nouveau devait être mortel.

Un fait constant, c'est la lenteur de la convalescence à s'établir; c'était une prostration extraordinaire des forces, étendue à toutes les fonctions de l'organisme, mais sentie plus spécialement par le système nerveux, et qui se dissipait lentement, que les malades fissent ou non usage du traitement diététique et pharmaceutique convenable. Elle s'accompagnait de douleurs dans les membres et souvent dans les lombes. Les récidives étaient fréquentes pendant la convalescence, alors la maladie montrait presque toujours le type tierce, et ne s'accompagnait d'aucune complication inquiétante. On l'arrêtait quelquefois aisément alors, mais elle était toujours très-disposée à reparaître le huitième jour.

Telle a été l'épidémie de Groningue, et telle aussi a été celle qui a régné sur les côtes de la mer du Nord. Les formes diverses sous lesquelles elle s'est présentée appartenaient à une seule et même espèce, et ne présentaient entre elles d'autres différences que celle du degré. Des circonstances locales constituèrent la malignité de la maladie, et la rendirent plus dangereuse à Groningue qu'ailleurs. Des symptômes absolument semblables se montrèrent dans différentes parties de l'Ost-Frise, mais avec un caractère plus doux ; l'intermittence fut partout évidente. Une maladie que les mêmes signes caractérisaient s'est montrée dans les villages plus voisins de Groningue, à Suidbroeck, à Sappemer, à Hogezand, mais avec bien moins de violence que dans la ville elle-même. Elle régna avec plus d'intensité qu'elle ne le fit aux alentours de Groningue, sur divers points de la province plus éloignés, mais dont le sol est humide et marécageux, spécialement dans quelques districts voisins de la côte, tels que Middewoldmer, Finsterwoldmer et Hammerich.

Voici quels furent en général les symptômes de la maladie qui parut à la même époque à Emden : vomissemens plus ou moins abondans de matières bilieuses, mélangées d'une grande quantité de mucosités d'un jaune obscur et médiocrement colorées quelquefois, sans autres préludes que de vives angoisses et une forte constriction dans la région précordiale, et renouvellés plusieurs fois avec de violens efforts. Goût désagréable de la matière vomie qui était souvent si aigre, que les dents en étaient agacées et le papier de tournesol rougi : union fréquente avec le vomissement d'une diarrhée intense, également de matières bilieuses; en même temps douleurs de tête très-violentes, soif brûlante, et tous les phénomènes d'une légère synoque. Les évacuations ont terminé la maladie dans plusieurs cas lorsqu'elles avaient été très abondantes; une sueur copieuse et le sentiment d'une grande faiblesse venaient après. Enfin, à ces phénomènes succédait un sommeil très-paisible, et le malade était rétabli le lendemain, abstraction faite d'un affaissement considérable. C'était ordinairement pendant une sueur générale et après les évacuations, qu'une rémission se manifestait. Alors plus de fièvre, et un état de bien-être relatif. Une légère coloration de la peau en jaune fut souvent évidente à cette époque de la maladie; elle ne se montra cependant dans les cas ordinaires qu'avec les derniers accès. Le vomissement bilieux reparaissait le jour suivant, troisième jour de la maladie, ordinairement avec plus de violence que la première fois, et se terminait par un paroxysme fébrile très-intense. C'est alors qu'une rémission de la fièvre avait lieu, mais médiocre; car les symptômes suivans, des nausées, une tension dans la région précordiale, un mal de tête violent, des éructations acides, une grande faiblesse, et un sommeil agité continuaient et persistaient jusqu'au prochain paroxysme, jusqu'au cinquième jour, sans avoir laissé le malade un instant positivement exempt de fièvre. Le troisième accès était encore très-intense, et la rémission encore très-peu prononcée. Un état soporeux survenait dans beaucoup de cas avec le prochain paroxysme, avec le quatrième, ou plus tard avec le cinquième; les symptômes s'aggravaient de plus en plus, et mettaient fin à la vie des malades. Les affections inflammatoires ne se sont montrées que dans quelques cas particuliers, elles siégeaient alors spécialement dans le foie. La maladie se répandit médiocrement à Emden, elle frappa quinze à seize cents individus, sur les onze mille habitans de la ville. La mortalité fut peu considérable, elle ne dépassa pas un sur cent. Lorsque la maladie marchait vers la guérison, la convalescence continuait à s'établir très-lentement; il restait toujours une grande prostration des forces, et beaucoup de tendance aux récidives. La maladie fut spécialement dangereuse aux vieillards et aux individus de complexion délicate.

Celle qui parut à Aurich eut les mêmes symptômes. Elle commença d'ordinaire par un vomissement violent, et une diarrhée alliés avec les signes de la *polycholie*, et avec une fièvre d'abord continue, puis rémittente et plus tard franchement intermittente, et réglée sous le type tierce. Du reste elle fut très-bénigne, mais ici aussi la convalescence continua à être très-lente, et la tendance aux récidives très-grande. On remarqua dans quelques cas, surtout chez les convalescens, une tuméfaction de la rate qui se dissipait avec une grande lenteur et qui retardait la guérison.

Ce fut aussi une maladie précisément la même, avec des symptômes identiques, un caractère plus ou moins intermittent, et consécutivement une grande et longue faiblesse et une extrême tendance aux récidives qui parut à la même époque dans les environs de Jever, dans la ville d'Oldenbourg, et dans quelques cantons voisins. Cependant elle ne montra nulle part la malignité qui la caractérisait à Groningue

II. L'hiver précédent avait été très-sain à Groningue; on vit dans le printemps, qui lui succéda, comme pendant les deux dernières années, soit pendant le printemps, soit pendant l'automne, des fièvres intermittentes presque exclusivement sous le type tierce, mais de si bénigne nature, que souvent leur guérison ne réclamait aucun soin, ou n'en demandait qu'un médiocre. Tel fut le caractère de la maladie, pendant le mois de mai entier. Elle prit une forme plus bilieuse au commencement de juin; on observa fréquemment alors des cas d'une *polycholie* évidente, même d'inflammation du foie, et le nombre des malades augmenta. Le milieu de juin vit naître une modification nouvelle des caractères de la maladie; elle prit alors un accroissement considérable d'intensité dans un court espace de temps, et se propagea avec une grande rapidité; elle conserva presque la même violence et la même physionomie pendant les mois de juin, juillet, août, et pendant la plus grande partie de septembre, diminua beaucoup au commencement des froids, et maintenant, commencement de décembre (1826) n'est plus du tout dans son état primitif. Le type tierce reparut avec l'automne, sans montrer cependant aucune complication de malignité. La plupart de ceux qui sont actuellement souffrans dans la ville, ne le sont pas de la maladie primitive, mais de sa suite, et on ne trouverait pas maintenant dans le nombre des morts, un seul individu qui eût été affecté de nouveau par cette même primitive maladie.

Celle-ci se montra à Emden, presque en même temps qu'à Groningue. Emden et ses environs présentèrent aussi des fièvres intermittentes; elles y annonçaient aussi ordinairement, en quelque sorte, le printemps et l'automne, mais leur caractère avait été très-doux jusqu'à cette époque. La maladie dont les symptômes ont été décrits plus haut, saisit une multitude d'individus, au milieu de juin à l'entrée des grandes chaleurs, arriva à sa plus grande extension à la fin de juillet et dans le mois d'août, puis diminua peu-à-peu jusqu'à ce que la saison froide de l'année l'eût arrêtée entièrement. Alors parurent les fièvres intermittentes automnales ordinaires, avec le type tierce, mais sans autre complication. Elle se développa à Aurich dans le même temps qu'elle régnait à Groningue, peut-être un peu plus tard, en sorte que l'époque du plus grand nombre des maladies à accès semblables correspondit à la fin de juin et au commencement de juillet; l'épidémie se soutint ainsi pendant le temps des chaleurs, et cessa à l'entrée des froids de l'automne.

Telle fut exactement la maladie qui se développa à Oldenbourg, et dans ses environs. Les ictères consécutifs n'étaient point rares, surtout chez les enfans, mais leur guérison était souvent spontanée, ou du moins ne demandait qu'un soin très-médiocre.

III. Peut-on déterminer positivement les causes de la maladie? Une réponse à cette question appartient aux problèmes les plus difficiles de l'art médical; cependant il paraît possible de découvrir plusieurs faits en quelque façon satisfaisans sur les causes de la maladie. L'opinion que les inondations des années 1824 et 1825, n'ont eu aucune influence essentielle sur la production de la maladie réunit du moins tous les médecins de Groningue; elle acquiert d'autant plus de consistance que Groningue, ville dans laquelle la maladie a été plus répandue et plus violente qu'ailleurs, n'eut presque point du tout à souffrir des inondations, tandis que Emden, le district de Jever, et en général toute la côte de l'Ostfrise que les eaux couvrirent d'une manière spéciale ne montrèrent l'épidémie ni si générale ni si pernicieuse. L'expérience de l'année précédente apprend aussi que l'apparition de cette espèce de maladie après des inondations considérables n'est nullement un phénomène constant, s'il ne se présente pas d'autres modificateurs nuisibles; ceux qui eurent lieu, furent entièrement fortuits. Au contraire l'histoire de l'année antérieure constatait, comme un fait avoué par l'observation, que la grande chaleur alliée à une longue sécheresse avait développé dans le pays une maladie semblable à celle de 1826, seulement point aussi aisément pernicieuse. La coïncidence de chaleurs excessives et de la sécheresse pendant l'été dernier, avec les influences locales délétères auxquelles la ville était alors exposée, telle est pour tous les médecins de Groningue la cause principale, sinon exclusive, à laquelle il faut attribuer la production de l'épidémie. Il est nécessaire, pour mieux établir cette opinion, d'examiner d'un peu plus près quelles furent ces localités à Groningue.

Cette ville est située à six lieues environ de la mer, sur un sol argileux et bas, et dans une contrée qui est couverte d'une grande quantité d'eau. Elle est entourée de chaussées assez élevées, et d'un canal large et profond rempli d'eau courante; son étendue est considérable; on y comptait 28,029 habitans, d'après le recensement fait le 7 septembre de cette année. Groningue est bâtie très-bien et régulièrement, ses rues sont larges pour la plupart, et toutes bien pavées: elle possède plusieurs places très-belles, et point encombrées; on y trouve plusieurs églises; il ne faut pas omettre de faire remarquer à leur sujet, que les cadavres avaient été toujours ensevelis jusqu'alors dans leurs caveaux, et que dans les derniers temps, c'est-à-dire depuis le dernier mois de l'existence de la maladie, on avait pris leurs environs pour cimetière. La ville n'en a aucun hors de ses murs.

Plusieurs canaux parcourent Groningue : quelques-uns d'entre eux sont mis en communication avec la mer par ceux qui coupent le pays, mais l'un d'eux, le Boten-Deep n'a point d'écoulement convenable. Il existe en outre dans la ville beaucoup d'égoûts et fossés émissaires, qui suivent les rues en deux sens, et s'ouvrent dans les canaux. On avait négligé depuis longues années, leur nettoiement et celui du Botten-Deep. L'eau stagnante qui remplissait ce dernier bassin, contenait une multitude de substances animales et végétales en putréfaction et accumulées en masse. Les immondices des maisons voisines vidées par un grand nombre d'égoûts, des cadavres d'animaux, et autres matières putrides gissant dans les autres canaux et charriés par les hautes eaux, étaient versés dans le Boten-Deep comme dans un sac, et n'avaient pas d'autre issue. L'action des chaleurs et de la sécheresse augmenta la putréfaction des substances qui couvraient la surface de l'eau, et la fermentation qui s'établit dans ces matières produisit le dégagement d'émanations marécageuses animales et végétales, et imprégna l'atmosphère de miasmes nuisibles. Peut-être aussi ces mêmes principes délétères, existant dans l'eau, seulement en petite quantité, s'introduisirent avec elle dans le corps des habitans de la ville. On s'occupa plus tard du nettoiement du Botten-Deep: une ouverture faite à une digue, le mit en communication avec un autre canal, le Loopenden-Deep, et ouvrit enfin une issue à la masse des matières putrides qui y stagnaient. Le mouvement de ces substances parmi lesquelles gissaient accumulés depuis longtemps des cadavres d'animaux, répandit dans l'air une horrible infection.

Il y avait aussi une grande quantité d'immondices entassées dans les égoûts qui parcouraient la ville, comme le nettoiement de ces derniers l'apprit plus tard; elle contribuèrent vraisemblablement beaucoup à la production des miasmes, la grande chaleur avait déjà produit une disposition aux maladies bilieuses, et une médiocre décarbonisation du sang, comme l'expérience l'a démontré. Les fièvres intermittentes régnaient précédemment à Groningue, surtout depuis les deux dernières années; elles avaient paru déjà pendant celle-ci au commencement des chaleurs du printemps, mais elles s'étaient montrées très-bénignes. Toutes ces influences délétères se réunirent. Ainsi, on conçoit parfaitement comment elles produisirent la maladie, et combien celle-ci causée et incessamment entretenue par ces agens pernicieux, dût acquérir de malignité et de facilité à se propager. Remarquons au reste qu'elle se montra d'abord dans la partie de la ville qui est exposée aux exhalaisons méphitiques du canal, et y présenta plus de malignité et de ténacité qu'ailleurs.

Les maladies qui se sont présentées à la même époque, en beaucoup d'autres lieux, ont été aussi essentiellement attribuées par la majorité des médecins aux grandes chaleurs et sécheresses; on les vit dans toutes les contrées du royaume qui ont un sol argileux. Elles épargnaient les terres limitrophes dont le sol est sablonneux, quoique celles-ci eussent été exposées aux inondations. On observa dans plusieurs de ces contrées, surtout dans l'Oldenbourg, matin et soir, bien que le ciel fût serein et sans nuages, pendant les jours très-chauds, une vapeur épaisse et souvent très-infecte qui s'élevait des plaines, et que l'arrivée des temps humides fit disparaître complètement, ainsi que la maladie elle-même.

IV. Quoique la maladie qui regna à Groningue fût plus dangereuse que celle qui se développa à la même époque dans des pays voisins ou éloignés, on ne peut méconnaître une certaine ressemblance entre leurs symptômes, et l'identité de leur espèce, abstraction faite de l'intensité. Beaucoup de ces contrées avaient souffert sans doute des inondations en 1824 et en 1825, mais plusieurs avaient été épargnées, et aucune cependant ne fut exempte de la maladie. On ne lira peut-être pas sans intérêt, un parallèle entre la mortalité pendant les deux années qui suivirent l'inondation de l'année 1717 et le nombre des morts qui ont lieu annuellement à Rodenkirchen, paroisse éloignée de deux lieues d'Oldenbourg, et dont les registres ont fourni ce relevé. Beaucoup d'hommes y tombèrent malades pendant les chaleurs de l'été précédent, mais peu moururent. Le nombre annuel des morts en 1717 fut 50, il a été établi maintenant à 60. Sa quotité ne varia point dans la première année qui suivit l'inondation, il fut tel qu'il était auparavant; il en est de même aujourd'hui, il s'éleva l'année suivante à 90, et cette année, (également deux ans après une inondation) il ira de 95 à 100; il augmenta beaucoup en 1720, trois ans après l'inondation, puisqu'il fut évalué à 200. On ne possède absolument aucun renseignement sur le caractère de la maladie qui se développa à Rodenkirchen.

On a reconnu, d'un accord unanime, que les contrées diverses dans lesquelles la maladie a régné sont humides et marécageuses, et ont pour la plupart un sol argileux. Un fait non moins constant, c'est que les fièvres intermittentes sont endémiques dans la plupart. La maladie s'y est montrée d'une nature plus bénigne qu'à Groningue; cette différence doit être imputée à l'absence des modificateurs insalubres qui lui communiquaient dans la ville un caractère si pernicieux. Au reste elle présenta à Groningue d'autres particularités, telles que la faiblesse manifeste aussi dès le commencement, mais plus considérable de beaucoup qu'ailleurs, et le très-prompt amaigrissement des malades, extrême, alors même que la maladie avait eu une durée très-courte.

V. Quoique la mortalité ait été considérable pendant l'épidémie de Groningue, le pronostic n'était cependant pas aussi défavorable qu'il semble au premier coup-d'œil avoir dû l'être; il fut, au contraire, proportionnellement assez rassurant, lorsqu'on avait pu mettre en usage de bonne heure les soins diététiques et le traitement pharmaceutique convenables. Celui que l'on portait sur la maladie qui existait pendant le mois de mai était tout-à-fait favorable, mais il dut devenir relativement tout autre, lorsque les grandes chaleurs et les influences délétères concomittantes eurent développé le caractère pernicieux de l'épidémie. La très-grande augmentation du nombre des morts appartient bien plus à ces circonstances nuisibles fortuites qu'à la nature même de la maladie. Si la maladie était bien reconnue, ce qui n'était pas difficile, d'après l'avis de tous les médecins, et si le médicament dont l'expérience constata si bien l'efficacité était donné dans le temps et en quantité convenables, on pouvait, dans la plupart des cas, presque avec certitude, prévenir un dénouement fâcheux et sauver les malades. Voici quelles ont été ces circonstances défavorables fortuites qui viennent d'être indiquées.

1.° *Petit nombre des médecins.* Il paraît avoir réellement exercé une influence essentielle sur la grande mortalité. Huit médecins seulement s'occupaient à Groningue de médecine pratique; mais le nombre des malades s'accrut si fort dans un très-court espace de temps, et l'épidémie suivit son cours avec tant de violence et de rapidité qu'il leur fut impossible de prendre un soin convenable de la plus grande partie des malades, et moins encore de la totalité. A peine pouvaient-ils les voir une fois, et souvent, lorsque les signes d'un deuxième ou troisième accès mortel se manifestaient déjà. Aussi y eut-il beaucoup de morts, surtout chez les individus de la classe indigente du peuple, saisis plus tôt et avec plus de violence que les autres, et qui certainement eussent pu être conservés par le prompt emploi du remède qui fut reconnu efficace. Trois professeurs de l'université qui s'étaient peu occupés de pratique jusque-là, entreprirent le traitement des malades lorsque l'épidémie avait pris déjà une très-grande extension. Ce fut une vaine rumeur que celle qui fit croire que plusieurs médecins des pays voisins s'étaient rendus à Groningue. Le gouvernement y envoya des élèves en médecine de l'université de Louvain d'abord, et de celle d'Utrecht ensuite; plusieurs médecins militaires vinrent aussi au secours des malades.

2.° *Point d'hôpital* pour placer les malades de la classe indigente qui se trouvaient dans ces circonstances défavorables, et pour leur donner les soins diététiques et le traitement médical dont ils avaient besoin.

3.° *La grande misère* d'une multitude d'habitans de Groningue, parmi lesquels se trouvaient spécialement la plupart des malades dépourvus de tout dans leur demeure étroite, sous le rapport des alimens, de la propreté et des soins médicaux et diététiques.

4.° *L'oubli du nettoiement* des canaux, fossés d'évacuation et égoûts de la ville qui ne fût effectué que plus tard, et dans lequel il faut voir la cause occasionnelle qui entretenait continuellement l'épidémie.

Ces circonstances ont eu une influence essentielle sur la grande mortalité; en effet, lorsqu'on eut choisi pour y recevoir et pour y traiter les malades, pour le disposer en hôpital, l'arsénal qu'un fossé rempli d'eau courante environne, et que le Loopend-deep sépare en quelque façon du reste de la ville : aussitôt qu'il fut possible de faire usage des soins diététiques et pharmaceutiques convenables, et enfin après que les canaux et égoûts eurent été nettoyés, le nombre des morts diminua beaucoup, et ne fut plus composé que d'individus affectés des maladies consécutives, dès que les temps froids de l'année arrivèrent.

Les vieillards, les enfans surtout, et en général les personnes dont la constitution était délicate, couraient plus de danger que les autres malades, et chez eux encore les maladies consécutives se montrèrent plus aisément mortelles. Le pronostic fut aussi généralement aggravé par la très-grande lenteur de la convalescence, et par la faiblesse considérable qui restait et qui paraissait renfermer en elle une prédisposition à un état nerveux consécutif. Il recevait encore une influence défavorable de la longue durée et de l'action continuelle des grandes chaleurs et sécheresses, qui favorisèrent beaucoup le développement des maladies consécutives. L'arrivée des froids diminua considérablement la mortalité, comme l'expérience le fit voir, et dès-lors aucun individu ne fut affecté de la maladie primitive. Le temps froid et humide qui règne maintenant paraît rendre le pronostic équivoque en quelque chose chez les vieillards, les enfans, et les individus à complexion délicate (1).

En général la gravité de la maladie a cessé aujourd'hui. Les cas de morts qui se présentent ont lieu pour la plupart chez des individus affectés de maladies accessoires, et chez lesquels la maladie a produit la dégénération d'un organe important; et les maladies nouvelles que l'on observe sont celles que l'on voit ordinairement à Groningue pendant cette période de l'année. Le retour de l'épidémie avec les prochaines chaleurs ne paraît point à redouter (telle est l'opinion des médecins du pays), puisqu'alors même que des chaleurs et des sécheresses excessives auraient lieu de nouveau, elles n'auraient plus pour auxiliaires ces influences délétères qui résultaient des localités à Groningue, et spécialement l'état des canaux tenus main-

(1) On portait un pronostic bien plus favorable de la maladie qui se développa aux environs de Groningue, à Oldenbourg, à Emden, à Jeva, à Aurich, que de celle qui existait dans la ville même : de même, la mortalité fut bien moindre, quoiqu'il y eût aussi pénurie de secours ici ; et de même aussi l'épidémie frappait de préférence les enfans, les vieillards, et les individus à faible constitution.

tenant parfaitement propres et avec plus de soin qu'on n'avait pu le faire jusque-là. Mais il est une autre considération qui mérite bien d'être examinée sous le rapport de la possibilité d'une infection consécutive de l'atmosphère par son mélange avec des émanations nuisibles : c'est l'obligation où l'on a été, faute d'un cimetière placé hors de Groningue, d'ensevelir beaucoup de cadavres dans les églises ; c'est la nécessité où l'on est encore d'enterrer les morts dans des cimetières placés au milieu de la ville.

L'épidémie n'a exercé aucune influence appréciable sur le nombre des naissances, quoique les avortemens qu'elle a causés n'aient pas été rares ; mais elle pourrait bien en avoir sur les naissances futures. Le premier fait est prouvé par le tableau ci-joint, qui est tout-à-fait officiel, ainsi que les suivans.

Le nombre ordinaire des naissances à Groningue, par semaine, varie entre 14 et 20 ; 14 est le minimum, 20 le maximum, 18 le terme moyen. Il y a eu du 8 juin au 30 novembre 1826, 481 naissances et 2,341 décès : la différence est par conséquent de 1,860 décès en plus.

Voici un parallèle de la mortalité suivant les âges pendant les mois de mai, juin, juillet, août, septembre et octobre pendant les années 1825 et 1826. *Morts*, enfans *au-dessous d'un an*, en 1825, 76 ; en 1826, 287 ; *de un à cinq ans*, en 1825, 78, et en 1826, 374 ; *de cinq à dix ans*, 19 en 1825, et en 1826, 75 ; *de dix à vingt ans*, 15 en 1825, et en 1826, 63 ; *de vingt à trente ans*, 33 en 1825, et en 1826, 117 ; *de trente à quarante ans*, 43 en 1825, et en 1826, 151 ; *de quarante à cinquante ans*, 30 en 1825, et en 1826, 147 ; *de cinquante à soixante ans*, 40 en 1825, et en 1826, 190 ; *de soixante à soixante-dix ans*, 45 en 1825, et en 1826, 240 ; *de soixante et dix à quatre-vingts ans*, 42 en 1825, et en 1826, 251 ; *au-dessus de quatre-vingts ans*, en 1825,

25, et en 1826, 132. Sur le chiffre total des morts pour l'année 1825, qui est de 446, on compte 215 femmes et 231 hommes; les 2,027 morts pendant le même espace de temps de l'année 1826 se divisent en 1,060 femmes et 967 hommes. On voit par cet intéressant tableau que la première enfance fut l'âge de la vie le plus maltraité par l'épidémie; on s'étonne du grand nombre de vieillards qu'elle emporta. Il mourut aussi proportionnellement plus de femmes que d'hommes. Il y eut en mai 61 décès, en juin 102, en juillet 156, en août 449, en septembre 667, en octobre 512; ainsi le mois de septembre est celui qui est le plus chargé de morts (1). Voici le relevé mensuel de la mortalité pendant le même espace de temps de l'année 1825, mai 65, juin 65, juillet 62, août 77, septembre 88, octobre 89.

La population s'élevait, en 1823, à 28,447 individus : il y eut 1,085 naissances, et 755 décès; en 1824, population, 29,865; naissances, 1112; décès, 694; en 1825, population, 30,215; naissances, 1,103; décès, 860.

L'arsenal, érigé en hôpital, compta 125 morts du 8 septembre au 15 novembre 1826; l'âge de la vie qui y montra le plus grand nombre de décès fut celui qui s'étend de la 50e. à la 60e. année. Voici le mouvement de cet hôpital du 8 septembre au 1er. décembre 1826; malades reçus, 1,231; sortis guéris, 560; morts, 151; restans, 520; en convalescence dans les casernes nouvelles, 168. Les 520 malades en traitement sont 205 hommes, 236 femmes, et 79 enfans. On remarquera que la mortalité

---

(1) La mortalité a passé brusquement d'un mois à l'autre (août à septembre), de ce nombre 449, à celui de 667; c'est en septembre qu'elle a atteint le chiffre le plus élevé; c'est aussi en septembre et en octobre qu'elle a été le plus forte en 1825, avant l'épidémie; cette coïncidence me paraît digne d'être notée.

y fut médiocre, 1 sur 8; mais que cet arsenal fut converti en hôpital lorsque la maladie avait atteint déjà son plus haut degré d'intensité (1).

VI. On a observé spécialement parmi les maladies consécutives, à la suite de l'épidémie, une prostration des forces extraordinaire et générale, qui paraissait consister essentiellement dans un défaut absolu de force vitale, qui se prononçait surtout dans le système nerveux; et qui était peut-être causée en partie par l'action débilitante de l'excessive et continuelle chaleur de l'atmosphère. Mais l'irritabilité n'avait pas moins diminué, de telle sorte, qu'un tremblement des pieds, des mains, et une très-grande lassitude au plus faible exercice étaient des phénomènes très-ordinaires. On a observé en outre des troubles divers de la digestion, auxquels se joignaient assez souvent plus tard des obstructions opiniâtres, et un dévoiement colliquatif dont la mort des malades très-affaiblis était une suite fréquente. Ces symptômes étaient prédominans chez les enfans et les vieillards, parmi lesquels aussi la mortalité fut le plus considérable. Il faut indiquer en outre les dégénérations du foie et particulièrement de la rate; celle-ci a été trouvée souvent après la mort dans un état complet de désorganisation et de dissolution, et remplie fréquemment d'un fluide ténu, de la couleur du chocolat; altérations auxquelles correspondaient une véritable pénurie de sang coagulable dans tout le corps, et dans beaucoup de cas une anémie réelle. Cet état de la rate fut une maladie consécutive très-or-

---

(1) *Bereits höchsten ihren punkt erreicht hatte*, p. 26. Dépassé serait le mot propre. Le mouvement de l'hôpital, que l'on vient de voir, commence au 8 septembre; c'est le mois de l'année qui a été le plus chargé en décès, mais ce ne fut pas celui où il y eut le plus de nouveaux malades.

dinaire; les désorganisations simultanées du foie se montrèrent moins souvent; cet organe, lorsqu'elles existaient, parut augmenté de volume, rarement ramolli, et dans la plupart des cas sans tubercules. On vit très-souvent la vésicule du fiel dilatée d'une manière inusitée par une bile ténue, et fréquemment noirâtre; les calculs biliaires ne furent pas rares. Ce furent aussi des affections consécutives communes, que les différentes espèces d'hydropisies, tantôt l'œdème des pieds, tantôt l'anasarque, tantôt une hydropisie universelle, tantôt et spécialement chez les vieillards et chez les sujets cachectiques, une ascite se déclarait et devenait facilement mortelle. Plus tard on vit assez souvent encore se développer un état typhoïde, qui conduisait à la mort par un délire tranquille. Les enfans furent souvent affectés d'engorgement des glandes mésentériques; ils montrèrent souvent la tuméfaction du ventre, dont elle s'accompagne, et à une époque plus reculée, l'atrophie qui en est la suite. Beaucoup de malades conservèrent pendant long-temps une constriction dans les régions précordiale et épigastrique, surtout si des récidives fréquentes avaient eu lieu; la digestion était très-dérangée, et l'activité de la peau était supprimée presque toujours. Les maladies de poitrine, les catarrhes attaquèrent très-souvent les convalescens au début de la saison froide et humide; la membrane muqueuse bronchique fut prise chez la plupart, et ces affections devinrent dangereuses chez les vieillards et chez les individus qui avaient été attaqués antérieurement de maux de poitrine chroniques: aidées de la débilité qui prédominait, elles donnaient très-facilement la mort en frappant le poumon de paralysie.

On ne peut méconnaître que ces maladies de poitrine consécutives n'aient été causées en partie par la nature de la maladie primitive, et par la profonde affection de tout l'organisme; mais on ne peut nier aussi l'influence sur leur développement de la constitution individuelle des sujets qui furent atteints par l'épidémie, puisque celle-ci sévit spécialement contre les enfans et contre les vieillards; et enfin l'influence de la saison froide et humide qui, apparaissant plus tard, les entretint et les aggrava.

VII. L'opinion des médecins sur les indications thérapeutiques a été unanime. L'émétique, de légers laxatifs rafraichissans, et les boissons délayantes réussissaient souvent au commencement de la maladie; mais dès que les signes de la congestion du cerveau se manifestaient, il importait absolument, quoique l'intermittence ne fût point parfaite, de couper la fièvre, et de prévenir le prochain accès, ordinairement mortel, et on avait souvent bien peu d'heures pour le faire. Le sulfate de quinine a été ici l'ancre sacrée; pris de bonne heure et à la dose convenable, il ne manqua presque jamais son effet. Aussitôt que le paroxysme se terminait, on donna chaque heure, chaque demi-heure, quelquefois même tous les quarts d'heure, de deux à trois grains, et même jusqu'à six grains de ce médicament, et on lui adjoignit assez souvent, surtout au commencement de l'épidémie, la saignée générale, et l'application des sangsues à la tête. Mais les évacuations sanguines dispensaient si peu du quinquina, que celui-ci devait être prescrit immédiatement après l'écoulement du sang.

L'accès reparaissait quelquefois encore, mais beaucoup plus faible, et sans symptômes dangereux. Se montrait-il violent de nouveau? il était évident que le quinquina n'avait pas été donné à dose assez forte (ce qui eût lieu au commencement de l'épidémie, lorsque la nature de la maladie n'était pas bien connue encore), ce paroxysme était facilement mortel. On continuait le quinquina dans quelques cas, et le nouvel accès ne parvenait pas à son entier développement. Le malade se sentait alors passablement bien; la tête et la région précordiale étaient libres, mais restait une très-grande faiblesse qui retardait long-temps la convalescence, et quoiqu'il n'y eut pas eu de rechute, le retour à la santé se faisait attendre depuis douze semaines jusqu'à seize. Lorsqu'on avait réussi à prévenir le retour des paroxysmes, l'usage ultérieur du quinquina n'était pas nécessaire; il ne pouvait être supporté et ne prévenait nullement les récidives. Les résolutifs combinés avec les amers rendaient alors de meilleurs services; on se trouvait bien aussi du long emploi d'une décoction de quinquina. De légers excitans furent indiqués dans certains cas que l'état nerveux caractérisait; on se servit d'infusion de valériane, d'arnica, etc. Les récidives avaient lieu surtout le huitième jour; elles étaient promptement arrêtées dans leur développement par le quinquina, mais elles se reproduisaient avec facilité. L'état nerveux, observé au commencement de l'épidémie et annoncé par une grande faiblesse, un léger délire, un pouls faible et petit, indiquaient la convenance de l'emploi des nervins, infusion de valériane, liqueur anodine, etc., immédiatement après le quinquina. La peau, pendant cet état nerveux, était très-fréquemment très-sèche, âpre et brûlante; il fallait, pour relever son action et sa sensibilité affaissée, associer le camphre à l'écorce du Pérou.

Le traitement des maladies consécutives fut en général très-difficile; la prostration des forces prédominantes résista souvent aux médicamens convenables, et ne cédait qu'à peine, et avec beaucoup de lenteur, aux toniques aidés d'une diète sévère. On n'obtint aucun succès des aromatiques et des astringens dans le traitement de la diarrhée. A celle-ci se joignit souvent une irritation intestinale qui invitait le médecin à se restreindre aux décoctions de salep et de riz, aux lavemens avec l'amidon, et quelquefois avec l'opium, aux vésicatoires sur l'abdomen, qui réussirent spécialement. Une diète très-exacte était de rigueur. On employa plus tard avec avantage le salep en décoction et l'opium, les extraits de chardon bénit et de tormentille, ainsi que les frictions sur le ventre avec l'opium et l'onguent napolitain. On fit usage, d'après le conseil de Thuessink, du simarouba, du ratanhia, du bois de campêche, du quinquina combiné avec un quart ou un huitième de grain de noix vomique. La nécessité de réveiller l'action affaissée de la peau indiqua l'emploi de la poudre de Dower, sans sel, mais avec addition de camphre; on se trouva bien aussi de l'usage, le soir après les précédens médicamens, d'une petite dose de calomel et d'opium. C'était un fort bon signe que l'apparition d'une sueur générale; on voyait alors diminuer peu à peu les diarrhées colliquatives, de même que la sensibilité du ventre; le lichen d'Islande, les résolutifs, et plus tard les légers amers, contribuaient beaucoup au rétablissement complet des malades.

Les affections hypochondriaques furent combattues, à leur début, par les diurétiques légers; lorsque l'urine commençait à couler et que la peau devenait moite, la digitale, la scille, combinées avec le quinquina et les amers, étaient indiquées. Le nitre au début, et plus tard les expectorans résolutifs, alliés aux narcotiques, surtout à l'extrait de jusquiame (qui est ici peu narcotique) et les révulsifs, tel fut le traitement des maladies de poitrine consécutives. Cet état typhoïde qui se déclarait plus tard, demandait quelquefois des saignées locales et l'application de cataplasmes froids sur la tête, les vésicatoires à la nuque, les révulsifs aux gras de jambes, les excitans tels que l'arnica avec la liqueur anodine, le camphre.

Quelques médecins se servaient avec succès des martiaux, seuls ou employés alternativement avec le quinquina pour arrêter la tendance aux sueurs et aux diarrhées abondantes qui suivait l'état typhoïde.

L'usage du quinquina devint si général et si abondant qu'on en consomma, dans l'arsenal organisé en hôpital, pour 1400 florins en trois mois.

A ce traitement, il faut joindre les mesures de police médicale, quoiqu'elles aient été tardives, l'établissement d'un hôpital, le nettoiement des canaux et égoûts, l'arrosement avec le chlorure de chaux des appartemens dans lesquels beaucoup de malades se trouvaient, les fumigations muriatiques dans l'hôpital et dans les habitations particulières. Le sulfate de quinine, comme moyen préservatif, fut essayé chez quelques individus, et ne réussit point à prévenir les récidives. On créa, à l'époque de la plus grande extension de la maladie une commission composée des professeurs Drissen, Rademan, Bas, Tenborg, Brandt et Hendriks; elle fut chargée de prendre les mesures qui convenaient aux circonstances, et après l'organisation de l'hôpital, du soin des pauvres malades et des convalescens : dispositions qui ont occasionné à la ville une dépense de plus de 50,000 florins. Les secours que la charité publique envoya de divers pays ne doivent pas être passés sous silence (1).

VIII. Voici quelles ont été les principales lésions organiques que l'ouverture des cadavres a montrées : injection du cerveau et de ses membranes par un sang noirâtre;

---

(1) Le traitement de la maladie n'a pas présenté de différence essentielle à Emden : elle fut chez les paysans des environs d'une nature si bénigne, qu'elle cédait à un vomitif que les malades allaient chercher souvent d'eux-mêmes chez le pharmacien. Rien de spécial encore sous le rapport du traitement à Aurich, à Jever et à Oldenbourg.

extravasations sanguines dans les cavités cérébrales; congestion et distension fréquentes de l'arachnoïde par un liquide séreux, épanchement de sérosité dans les ventricules; quelquefois congestions de la rate imprégnée d'un sang tantôt coagulé, tantôt en dissolution; état analogue du foie, mais bien plus rarement; vésicule du fiel très-souvent fort dilatée par une bile épaisse et noirâtre; et quelquefois signes d'inflammation dans l'estomac et dans les intestins.

On a trouvé chez des individus qui succombèrent aux maladies consécutives la rate affectée presque toujours d'altérations organiques, souvent adhérente au péritoine par des fausses membranes, augmentée de volume, dans un état de désorganisation presque complet, et ordinairement entièrement remplie d'un liquide de la couleur du chocolat. On a vu souvent aussi le foie considérablement hypertrophié, pâle, et imprégné d'un sang en dissolution, et la vésicule du fiel considérablement aggrandie et remplie d'une bile mal élaborée, ou d'un grand nombre de calculs biliaires; ces dernières altérations spécialement chez les vieillards. Beaucoup de sérosité s'est montrée à l'extérieur et dans les ventricules du cerveau; on l'a trouvée fréquemment épanchée dans les cavités thorachique et abdominale; on remarquait en même-temps, surtout chez les enfans, la membrane muqueuse gastro-intestinale quelquefois enflammée et ulcérée d'autres fois.

IX. Les médecins de Groningue pensent unanimement que la maladie ne fut pas contagieuse; et fondent cette opinion sur de solides raisons données par l'expérience. Thuessink seul a prétendu que la maladie était contagieuse à certain égard. Mais il y a quelque chose d'obscur dans cette contagion relative. Il attribue la maladie à des miasmes, à des émanations marécageuses qui l'ont produite et entretenue pendant long-temps; elle a reçu, selon lui, un caractère positivement contagieux de la multitude d'individus qui tombaient malades; cette circonstance, alliée aux miasmes, contribua beaucoup, suivant ce professeur, à donner à l'épidémie sa malignité et sa rapide propagation. Cependant la contagion présentait ici cette particularité, qu'elle ne pouvait développer le caractère de malignité de la maladie, que par le concours d'action des influences délétères, nées des localités; aussi n'a-t-elle existé qu'à Groningue même, et n'a-t-elle pu être transportée de la ville ailleurs. Cette théorie n'est ni claire ni conforme à l'observation. Il faut remarquer en outre que le professeur Thuessink, retiré de l'exercice de la médecine depuis nombre d'années, n'a pas traité un seul malade, en a vu très-peu, n'était point à Groningue lorsque la maladie avait atteint son plus haut point d'intensité, et fut retenu dans sa chambre par une indisposition à son retour dans cette ville.

En effet, cette supposition de la contagion n'est point indispensable pour expliquer la propagation considérable et rapide de la maladie; on peut trouver une explication naturelle de cette marche si prompte et de cette grande extension de l'épidémie. Les habitans de Groningue étaient tous plus ou moins exposés à l'influence de modificateurs délétères, pour la plupart inhérens aux localités, et qui firent naître la maladie; ils ont donc pu recevoir des grandes chaleurs de l'été une disposition à se laisser saisir par l'épidémie; il n'y a donc par conséquent rien d'étonnant qu'un grand nombre d'entre eux en aient été frappés. Même sort pouvait atteindre les étrangers retenus quelque temps dans Groningue, et c'est en effet ce qui arriva très-souvent. Plusieurs de ces étrangers qui avaient passé plusieurs jours dans la ville, et qui en étaient partis en bonne santé, furent atteints, chemin faisant, des symptômes de la maladie de la ville, et ne la communiquèrent cependant pas aux habitans des lieux où elle les saisit. Les médecins de Groningue, en contact immédiat et continuel avec les malades, et qui supportaient en outre une extrême fatigue, accablés qu'ils étaient par le grand nombre de ceux-ci, dûrent certainement être prédisposés à recevoir la contagion, et aucun d'eux cependant ne contracta la maladie primitive. La santé de plusieurs fut sans doute altérée, mais par leurs extrêmes fatigues; et s'il en est qui eurent plus tard une fièvre intermittente, celle-ci fut la maladie endémique en quelque sorte à Groningue, et ne présenta aucune malignité.

Une remarque qui fut faite à Assen, prouve encore que l'épidémie de Groningue ne fut point contagieuse. Il existe à Assen, ville située sur un sol sablonneux, à six lieues de Groningue, un pensionnat dans lequel se trouvaient beaucoup de jeunes gens de Groningue. La plupart de ces jeunes gens étaient à Groningue au commencement de l'épidémie; ils revinrent peu après dans leur maison d'éducation, bien portans en apparence. Tous furent attaqués de l'épidémie bientôt après leur retour à Assen; mais la qualité meilleure de l'air dans cette ville y rendit la maladie très-bénigne, en sorte qu'aucun d'eux ne succomba. Ils ne la communiquèrent à aucun des autres élèves, quoique toujours en contact avec eux. Il y avait dans l'arsenal, converti en hôpital, beaucoup d'individus de la classe pauvre du peuple, affectés de maladies autres que l'épidémie; aucun d'eux ne contracta celle-ci, quoique disséminés parmi ceux qui en étaient atteints.

L'observation et les expériences des médecins des autres pays qui furent le théâtre de l'épidémie, apprennent aussi que la maladie ne s'est jamais transmise d'un individu à un autre. Quarante paysans d'Aurich vinrent faucher les foins dans les environs de Groningue, y tombèrent malades de l'épidémie, et revinrent chez eux avec la fièvre; aucun membre de leur famille ne la contracta, malgré les rapports immédiats et continuels de tous avec eux.

X. On peut affirmer avec toute assurance que Hambourg n'a pas à redouter le retour de l'épidémie. Que cette ville et ses côtes maritimes voient naître des fièvres intermittentes bilieuses, surtout si le concours de très-grandes chaleurs et sécheresses se montre encore, c'est ce qu'on ne saurait nier; mais pour que ces maladies à type intermittent, pour que ces maladies à symptômes bilieux se présentassent aussi malignes et aussi meurtrières qu'elles l'ont fait à Groningue, il faudrait encore qu'il existât à Hambourg ces agens délétères, presque toujours inhérens aux localités, que l'on a signalés à Groningue, et dont d'excellentes mesures généralement connues pour le nettoiement des fossés, égoûts, canaux, etc., ainsi que de bonnes ordonnances pour le soin de la classe indigente du peuple, préserveront à jamais Hambourg et son territoire. Ajoutons qu'on voit rarement, même pendant les étés très-chauds, cette union d'une chaleur excessive et d'une sécheresse continuelle qui a concouru si essentiellement au développement de l'épidémie de Groningue.

FIN.

IMPRIMERIE DE MIGNERET, RUE DU DRAGON, N.° 20.

www.ingramcontent.com/pod-product-compliance
Ingram Content Group UK Ltd.
Pitfield, Milton Keynes, MK11 3LW, UK
UKHW020455230726
13925UKWH00005B/1943